COUP-D'ŒIL HISTORIQUE ET CRITIQUE

SUR

L'HYDROTHÉRAPIE

OU

TRAITEMENT DES MALADIES

Par l'Eau Froide

SON PRÉSENT, SON PASSÉ, SON AVENIR

Par A. DEROME,

Dr en Médecine et en Chirurgie de la *Faculté de Paris*, Membre titulaire de la *Société Havraise d'Études diverses*, de la *Société de Médecine de l'Arrondissement du Havre*; Correspondant de l'*Athénée Impérial des Sciences, Arts et Belles-Lettres de Paris*; Professeur de *Botanique* à l'Hôtel-de-Ville du Havre, etc.

Hunc igitur terrorem animi tenebrasque necesse est
Non radii solis, neque lucida tela diei
Discutiant, sed naturæ species ratioque.

LUCRETIUS, lib. 1. vers : 147.

Prix : 1 Franc 50 Centimes.

HAVRE.

IMPRIMERIE ROQUENCOURT

Grand'Rue d'Ingouville, N° 10

—

1864.

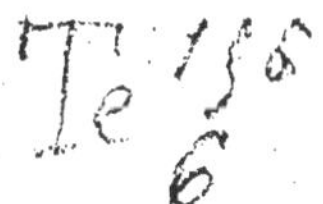

COUP-D'ŒIL HISTORIQUE ET CRITIQUE

SUR

L'HYDROTHÉRAPIE

OU

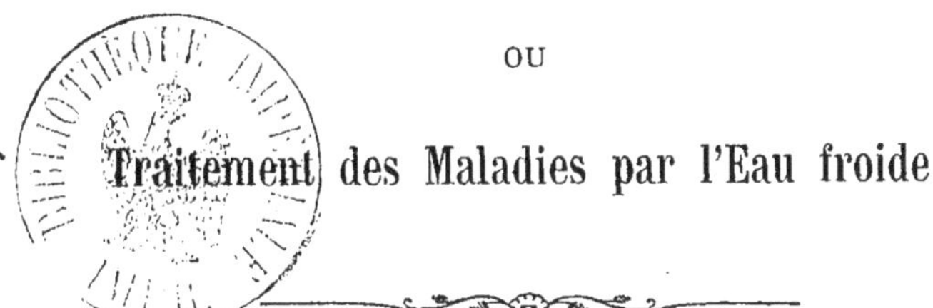

Traitement des Maladies par l'Eau froide.

SON PASSÉ, SON PRÉSENT, SON AVENIR.

Hunc igitur terrorem animo tenebras que necesse est
Non radii solis, neque lucida tela diei.
Discutiant, sed naturæ species, ratio que.

LUCRÆTIUS.

Lib : Vers 147.

1864

AVANT-PROPOS

Il y a quelques années à peine, je n'avais aucune idée sérieuse sur l'*Hydrothérapie*. Ce que j'en avais entendu dire, d'ailleurs, était peu propre à m'engager à l'étudier. Je savais qu'à la suite de discussions sérieuses, à l'Académie de Médecine, ce corps savant s'était prononcé contre cette méthode; je savais que ses promoteurs, ignorants de toute science médicale, invoquaient des théories réprouvées par la science moderne; enfin, le charlatanisme qui, suivant toute apparence, était leur principal moteur, appelait à son aide toutes les exagérations, et ceci, seul, nous était un puissant motif de répulsion.

J'ignorais donc tout de cette méthode thérapeutique. — Une circonstance personnelle me contraignit à m'en occuper. Dès l'âge de vingt ans, j'avais contracté une grave maladie des voies digestives, que les occupations, sans cesse renaissantes, de l'étude et de la pratique, m'avaient empêché de jamais combattre avec la persistance nécessaire. Supportable pendant longtemps, et localisée dans un seul système d'organes, elle parut, il y a cinq ou six ans, se généraliser, et je dûs tenter de m'en débarrasser d'une façon définitive et complète. Il était trop tard ; les médications les plus énergiques, les plus sagement combinées, échouèrent : chaque succès apparent était bientôt suivi d'une rechute ou d'un déplacement. Bientôt même les symptômes allèrent en s'aggravant ; des complications sérieuses apparurent dans les organes les plus essentiels à la régularité des fonctions ; la vie était compromise, et il devint bientôt évident pour moi que je marchais rapidement vers une fâcheuse terminaison. C'est alors que j'étudiai des systêmes que j'avais négligés jusque-là.

J'étudiai l'*Homœopathie*, dont les principes ne me parurent pas assez sérieux pour mériter d'être expérimentés ; puis l'*Hydrothérapie* qui, même dans les auteurs doctrinaires, me séduisit rapidement. Je tentai quelques essais, qui furent suivis d'un plein succès. Enhardi par ces premiers résultats, poussé même par l'attrait de la curiosité, je consultai les auteurs les plus modernes, entre autres le livre du docteur L. Fleury. Je répétai leurs expériences, et bientôt je pus être assuré que je trouverais, dans cette méthode, le rétablissement d'une santé que je croyais à jamais perdue. Et aujourd'hui, quoique je n'aie pas usé de toutes les ressources qu'elle présente (le temps ne me le permettait pas), je vois chaque jour disparaître les symptômes inquiétants; les souffrances diminuer, les forces renaître, ainsi que l'aptitude aux travaux intellectuels; enfin, l'énergie, l'activité, ont remplacé l'abattement moral et physique qui accompagne toujours les affections chroniques des voies digestives, abattement qui était porté chez moi à un si haut point que, au commencement de l'hiver dernier, lors de la reprise de mes cours, je crus tout d'abord ne pouvoir résister à la fatigue que leur préparation m'occasionnait.

Ces résultats si remarquables sont dûs, à n'en pas douter, à l'*Hydrothérapie* seule; j'en trouve une preuve irrécusable, dans les nombreux succès que le même traitement m'a procurés, partout où j'ai eu l'occasion de l'employer, succès en général beaucoup plus rapides que chez moi, sans doute parce que les maladies auxquelles je l'ai appliqué étaient d'une date plus récente. Je suis donc devenu, on le comprendra facilement, partisan dévoué d'un système qui m'a rendu de si grands services, et qui est appelé à en rendre à tous ceux qui voudront bien l'étudier, et en faire la base de leur thérapeutique.

En publiant l'opuscule que l'on va lire, j'ai eu l'intention, non de le faire connaître complétement, mais d'attirer sur lui l'attention des praticiens et du public, et surtout de détruire les préjugés qui s'opposent encore à son développement. J'espère, plus tard, poursuivre, par d'autres publications, cette œuvre de propagation, certain que je suis, en agissant ainsi, et dût-il m'en coûter, de remplir envers l'humanité, l'un des plus saints devoirs que le médecin contracte, en revêtant la toge de docteur.

Havre, le 24 Juillet 1864.

Coup-d'Œil Historique et Critique

SUR

L'HYDROTHÉRAPIE.

PREMIÈRE PARTIE.

Hydrothérapie Empirique.

Pendant le cours de l'année 1830, cette année si féconde en événements de toute espèce, un jeune paysan, à peine âgé de trente-et-un ans, originaire des montagnes de la Silésie Autrichienne, obtenait, de son gouvernement, l'autorisation de recevoir des malades chez lui et de les traiter d'après *sa* nouvelle méthode.

L'*Hydrothérapie* était créée; son fondateur, Vincent Priessnitz, de la plus modeste des positions sociales, et par la seule puissance de son génie observateur et inventif, s'élevait à la plus haute renommée. L'originalité de son système ne pouvait manquer d'attirer l'attention publique ; bientôt il ne fut plus question que du traitement des maladies par l'eau froide, *intùs et extrà;* les gazettes, les journaux scientifiques, les recueils spéciaux étaient remplis de faits et de discussions à son endroit, et le jeune novateur voyait affluer, dans sa maison, une foule innombrable de malades, appartenant aux classes les plus élevées de la Société Russe et Allemande. Son établissement de Grœfenberg prenait une telle extension, qu'au lieu de cinquante-quatre malades seulement qu'il avait reçus pendant l'année 1830, il en comptait onze cent seize en 1842.

§.

Ces succès, obtenus à une époque où le monde savant était profondément ému par l'introduction de doctrines nouvelles : celle du célèbre docteur Hoffmann, la méthode Rasorienne, la doctrine du docteur Gall, les exagérations du magnétisme animal, etc., ne s'arrêtèrent pas là. Bientôt, on vît de nombreux établissements, sur le modèle de celui de Grœfenberg, se fonder en Allemagne, en Italie, en Angleterre, et faire aux stations d'eaux minérales, une concurrence d'autant plus sérieuse, que la saison froide, loin d'être un empêchement aux applications de la nouvelle méthode, est, au contraire, la plus favorable. La France seule reste en arrière dans ce mouvement; et ce n'est qu'en 1842, que le docteur Baldou fonde la première maison d'*Hydrothérapie* qui y ait existé.

§.

Les auteurs qui ont écrit sur l'*Hydrothérapie*, signalent, à bon droit, la répulsion dont elle fut l'objet dans notre pays. Tandis que la nouvelle méthode recevait, dans les États voisins, un accueil des plus empressés, tant de la part du public que de la part des médecins, inconnue chez nous du premier, elle ne trouvait que des contradicteurs parmi les seconds. L'étude attentive des circonstances qui ont précédé la fondation de l'*Hydrothérapie*, explique en partie ces différences.

C'est qu'en effet, l'Allemagne, l'Angleterre et l'Italie avaient vu, dans le siècle précédent, et au commencement du XIXe, se produire de nombreux et excellents travaux sur l'emploi médical de l'eau froide, en sorte que, dans ces contrées, les esprits étaient préparés, et n'attendaient qu'un hardi généralisateur, pour adopter les idées qui avaient été émises. Parmi ces écrits, il faut citer surtout ceux de Hancocke, de Fr. Hoffmann, de Cyrillo, Wm. Wrigt, Jackson, Currie, Giannini (de Milan) etc, lesquels étudièrent les diverses applications de l'eau froide, tant à l'extérieur qu'à l'intérieur, et non-seulement dans le traitement des maladies chroniques, mais encore dans celui des maladies aiguës.

Ces travaux, écrits chacun dans la langue de leurs auteurs, furent peu connus en France, et, si quelques médecins, en petit nombre dans notre pays, s'occupèrent de la même question, ce fut à un autre point de vue. Aussi, lorsque l'*Hydrothérapie* fit sa première apparition, elle fût regardée comme une méthode nouvelle et sans antécédents scientifiques. C'est, au moins, ce que l'on est en droit de conclure de l'analyse des discussions qui eurent lieu, à son propos, au sein de l'Académie Impériale de Médecine.

On se demande, au reste, pourquoi les hydropathes qui, semble-t-il, avaient intérêt à faire connaître ces travaux, n'en parlent point. On n'en trouve même aucune indication dans le livre de M. Baldou, l'un des plus modernes, et L. Fleury est le premier, à notre connaissance, qui ait donné un exposé complet de l'état de la science hydropathique avant Priessnitz. Ces messieurs craignaient-ils de diminuer la gloire de leur maître? On le croirait presque. En tout cas, ce silence fût une grande faute. Si l'*Hydrothérapie* se fût présentée avec l'appui des illustres savants que nous avons cités, elle n'eût pas soulevé dans la science les objections qui devaient lui être opposées, en présence des assertions hasardées, des observations incomplètes et des théories anti-rationnelles de Priessnitz et de ses partisans.

§.

La pratique de Priessnitz différait, par beaucoup de points, de celle de ces illustres médecins, et il est certain qu'il n'avait eu aucune connaissance de leurs travaux. Cet empirique, bon observateur, au reste, mais peu riche de faits, avait établi sa théorie sur un petit nombre d'observations; ses prédécesseurs, au contraire, après avoir étudié l'action de l'eau sur le corps humain sous toutes ses formes, ne s'étaient pas crus fondés à en bâtir une. C'est ce qui arrive souvent : la véritable science s'arrête et doute, quand l'ignorance ne craint pas de marcher en avant; et, comme la foule croit plus volontiers à l'affirmation suffisante qu'au doute prudent, il s'est trouvé que Priessnitz l'empirique, est devenu chef d'école et a rempli le monde de son nom, tandis que des savants de premier ordre, sans sa hardiesse imprudente, seraient restés dans l'oubli.

Priessnitz, du reste, n'a pas cherché bien loin sa théorie; il l'a puisée dans les idées qui avaient cours il y a un siècle ou deux. « Il suppose, » dit M. Schedel, le premier qui l'ait étudié et apprécié au point de vue des idées physiologiques, « que, chez tout malade, le sang est plus ou moins » chargé de *matières peccantes,* que la nature parviendrait à chasser facile» ment, si on lui venait en aide; expulsion qui constituerait alors un état » de *crise salutaire,* plus ou moins violente; il rejette comme plutôt nuisible » qu'utile, l'emploi de tout médicament, et il en considère les effets comme » propres à faire naître des obstacles plutôt qu'à favoriser les efforts de » la nature Au contraire, selon lui, les sueurs forcées, les diverses applica» tions de l'eau à l'extérieur, et son usage abondant à l'intérieur, conjoin» tement avec l'exercice au grand air, sont des agents qui favorisent la » production de ces crises salutaires, au moyen desquelles les *humeurs pec-* » *cantes* sont expulsées et l'économie soulagée. Toute *réaction,* prononcée ou » peu prolongée, et qui survient pendant le cours du traitement, est donc » pour lui une *crise.* » (1)

§.

Telle était la théorie de Priessnitz; chose vraiment incroyable, à la grande honte de ses adeptes médecins, telle elle fût adoptée par ceux-ci. Toute matérielle, elle frappe l'esprit du plus ignorant et lui donne une explication satisfaisante de tous les phénomènes observés. Le vulgaire abandonne difficilement les idées humorales, et tous les médicaments nouveaux ou pseudo-nouveaux, qui ont la prétention de modifier les humeurs, font la fortune des charlatans qui leur donnent une étiquette. Les humeurs sont viciées par un mauvais principe, on le chasse; quoi de plus simple? Mettez-donc en comparaison avec cette théorie si facile à saisir, l'immense complication de tous ces ressorts cachés, de tous ces organes qui composent le corps humain et qui peuvent être malades ensemble ou séparément!

Là se trouve le secret de la grande fortune et des succès de Priessnitz, qui, en 1852, c'est-à-dire vingt-deux ans après l'autorisation du gouvernement autrichien, laissait, en mourant, plusieurs millions à ses héritiers!

Cet homme, au reste, fut un empirique peu ordinaire; tout, dans sa pratique, tend vers un but unique : Débarrasser l'organisme des *matières peccantes.* L'eau froide en boisson, à la dose quelquefois énorme de dix à quarante verres dans les vingt-quatre heures, est destinée à délayer lesdites matières et à faciliter ainsi leur expulsion par la transpiration cutanée, et, tout à la fois, à calmer, par ces transpirations, l'ardeur des organes internes. Il donne à ses malades une nourriture abondante et réparatrice, parce que, dans sa lutte contre les causes morbifiques, la nature a besoin d'être soutenue. L'exercice corporel, porté jusqu'à l'excès, le travail manuel, imposé à tous les malades, sans distinction de sexe, ni d'âge, ni de maladies, ni d'habitudes antérieures, tout, dans les idées de Priessnitz, converge vers le même point.

(1) SCHEDEL. Examen clinique de l'*Hydrothérapie,* I, page 73, Haris 1845.

Dans les applications extérieures de l'eau froide, Priessnitz n'est pas moins conséquent, et il est vraiment remarquable que cet homme, tout dépourvu qu'il fût de connaissances médicales, ait pu, par la seule puissance de son génie, entrer dans des détails si méticuleux, que ses successeurs, du moment qu'ils embrassèrent ses théories, n'eurent qu'à adopter aussi sa pratique : sous ce rapport; il ne leur a laissé presque rien à faire, tant étaient nombreux ses procédés.

Ces applications sont *locales* ou *générales*; elles sont *sédatives, calmantes*, ou *excitantes* et *révulsives*. L'action *sédative* locale s'obtient par l'application directe du froid sur le point malade, L'effet est direct, primitif; le sang est chassé des capillaires par la nature astringente de l'agent employé ; mais, pour que cet effet soit réel, il faut que l'action de cet agent soit soutenue aussi longtemps que la cause morbifique excitatrice n'est pas complètement annihilée. C'est le rappel de la vie organique sous la puissance des lois physiques,

Dans les applications *excitantes*, au contraire, les forces vitales de l'organisme, seules, sont en jeu. Le fait primordial, direct, astringent, est négligé. On ne s'occupe que des phénomènes secondaires, consistant dans l'appel, à l'intérieur des capillaires de la surface cutanée, d'une plus grande somme d'activité vitale : la peau rougit, la température, momentanément abaissée, s'élève; toutes les fonctions s'exagèrent, et s'exécutent avec plus de vigueur qu'auparavant.

C'est ici que brille surtout le génie inventif de Priessnitz. Nous ne tenterons pas de donner l'exposé, même succinct, des nombreux procédés qu'il employait, et qui n'avaient seulement qu'un avantage réel, celui d'occuper efficacement et sans relâche le malade. Malgré cette richesse apparente, l'*Hydrothérapie* moderne, guidée par les connaissances positives de la physiologie, a su trouver d'autres modes inconnus de Priessnitz, et ayant une action réellement différente. Parmi ceux-ci, nous pouvons citer, pour exemple, la *Douche en poussière*.

§.

De la Sudation.

Une des pratiques les plus importantes de l'*Hydrothérapie*, et dont l'invention est bien véritablement due à notre auteur, est la *Sudation*. — En *Hydrothérapie*, on désigne sous ce nom, une opération complexe composée de deux temps : dans le premier temps, le médecin provoque la transpiration, dans le second, il la suspend.

Le procédé mis en usage par la plupart des hydropathes consiste à envelopper le malade dans une couverture de laine, et à le recouvrir ensuite de lits de plumes, d'édredons, etc., etc. La tête reste libre, et, aussitôt que la sueur commence à couler, on ouvre les fenêtres de la pièce, et l'on fait boire au malade un peu d'eau froide tous les quarts-d'heure.

Au bout d'un temps plus ou moins long, qui varie suivant les indications de la maladie et l'abondance des sueurs, on met fin à la sudation par une immersion ou une affusion froide, répétée deux ou trois fois. — Nous verrons plus tard quels reproches ont été adressés à ce procédé, qui ne diffère de celui de Priessnitz, qu'en ce que dernier interposait un drap mouillé entre la couverture de laine et le corps du malade. Il est facile de se rendre compte du but qu'il se proposait : favoriser l'expulsion des *causes morbides*, Quoique procédant d'une théorie fausse, Priessnitz avait fort bien compris que les sueurs, portées à l'extrême et souvent répétées, laisseraient la peau dans un état d'atonie, de faiblesse, susceptible d'entraîner de graves inconvénients ; c'est pourquoi, dès le principe, il établit comme règle de terminer la sudation par l'immersion du corps entier dans un bassin, contenant de l'eau à une température qui variait de + 8° c. à + 2° ou même à 0°

De tous les moyens qu'emploie l'*Hydrothérapie*, la sudation est, sans contredit, le plus puissant, celui auquel elle a dû ses cures les plus remarquables, et l'on ne saurait trop admirer comment Priessnitz, tout dépourvu qu'il fût de connaissances médicales sérieuses, a pu arriver à des applications si importantes. Mais, si c'est un remède énergique, son abus peut entraîner de graves dangers — M. Schedel, dont le témoignage en cette matière ne saurait être suspecté, cite des malades observés à Grœfenberg, chez lesquels l'abondance des sueurs avaient amené une faiblesse mortelle. Il paraît, au reste, que Priessnitz lui même qui, au commencement de sa pratique, employait la sudation forcée, journellement, dans toutes les maladies, se montrait sur la fin de sa vie, beaucoup plus circonspect à leur endroit.

§.

La prescription de mettre fin aux sudations par une application générale d'eau froide, a soulevé des objections graves, non-seulement de la part des malades, mais aussi parmi les médecins. La première objection, relative aux malades, se tire de l'impression douloureuse que doit faire éprouver la transition subite du chaud au froid ; quelle que soit leur fermeté, c'est presque toujours avec une certaine hésitation qu'ils l'affrontent. Cette crainte est cependant des plus mal fondées, et l'on peut affirmer, qu'au sortir de l'étuve, alors que le système nerveux et le système circulatoire de la peau sont dans un état de turgescence et d'éréthisme, la douche froide met fin à cette surexcitation générale, que remplace bientôt une sensation de calme et de fraîcheur remarquables. Nous avons, plus d'une fois, constaté nous-même que, la première impression passée, impression qui est d'autant plus vive que la transition a été plus forte et plus subite, la sensation produite est d'autant moins désagréable que le corps est plus échauffé.

Ceci, au reste, n'est qu'une question de sensibilité, susceptible d'arrêter les personnes excessivement nerveuses et délicates. La deuxième objection paraît plus sérieuse. On craint que l'application subite du froid, le corps étant en sueur, ne refoule les liquides sur les organes internes, et ne produise quelque répercussion dangereuse, point de départ de maladies plus ou moins graves. Cette idée est une des plus répandues et paraît fondée sur l'expérience ; il n'en est rien, elle repose sur une confusion. Qu'un homme, couvert de sueur, s'expose dans un courant d'air froid, tombe à l'eau, s'il reste assez longtemps sous cette influence pour qu'au premier refroidissement ne puisse succéder un mouvement de réaction, vous verrez se développer les accidents les plus graves ; mais si, à cette première impression de froid, succède bientôt le rappel du sang dans les capillaires de la peau, aucun effet dangereux n'est à craindre. C'est ainsi qu'Homère et Virgile nous montrent leurs héros, dont les vêtements étaient presque nuls, rafraîchissant leurs membres trempés de sueur dans l'eau glacée des fleuves, étanchant leur soif de l'eau claire des fontaines ombreuses. C'est ainsi encore, que les voyageurs nous rapportent l'exemple des peuplades sauvages qui, sous un soleil torride, plongent leurs corps brûlants dans les rivières qu'ils rencontrent, et toujours sans le moindre accident. Leur nudité explique le fait; n'ayant point de vêtements, ceux-ci n'entretiennent pas, pendant un temps plus ou moins long, la peau sous l'influence du froid humide; l'effet est instantané. Il en résulte seulement ceci : que la peau, tonifiée, devient, pour quelque temps, imperméable, et ne laisse plus transsuder la sueur à travers ses pores largement ouverts.

Ces faits doivent seuls nous guider dans l'appréciation du procédé en question. L'application subite du froid, à la suite de la sudation, ne dure que de quelques secondes à une ou deux minutes; elle ne suspend pas l'action vitale de la peau; elle la transforme; elle rend les fonctions de l'organe cutané plus actives; au relâchement qu'une sueur un peu longue et abondante avait provoquée, elle fait succéder une tension et une vigueur considérables; de telle sorte que le malade, au sortir de la douche, devient presque insensible à l'action du froid, à l'influence pernicieuse des courants d'air. L'expérience, d'ailleurs, de la pratique des hydriâtres est complètement démonstrative. — Malgré le défaut de précautions que prenait Priessnitz pour abriter ses malades, les cas de répercussion ont été rares chez lui.

Des répugnances semblables ont été exprimées relativement à la pratique qui consiste à faire respirer de l'air froid au malade, de lui faire boire de l'eau froide pendant que la sueur inonde la surface cutanée. Bien loin d'être nuisibles ou dangereuses, ces pratiques entretiennent les organes internes dans un état de sédation parfaite, qui favorise la transpiration; elles s'opposent à la manifestation des congestions, soit de la tête soit des grands viscères pectoraux ou abdominaux.

§.

Moyens auxiliaires, Régime.

Priessnitz était trop habile pour négliger la question si importante du régime. Mais, fidèle à sa théorie, il le voulait fortifiant : Viandes rôties, poissons, légumes, laitage, fruits; tous ses malades jouissaient, sous ce rapport, d'une liberté absolue; s'il existait, chez lui, une table dite *de diète,* la différence était toute dans la légèreté des aliments, tout aussi abondants, d'ailleurs; si, quelquefois il arrivait à Priesnitz de recommander un peu de diète, ceci, pour lui, signifiait, ne pas dépasser les bornes de son appétit, et boire plus d'eau. Il proscrivait les acides, la moutarde, le poivre et tous les condiments, à l'exception du sel. L'eau était la seule boisson tolérée; souvent les malades en buvaient des quantités considérables, quatre ou cinq verres avant, pendant et après les repas.

§.

Exercice.

Un tel régime, suivi avec exactitude, eût pu avoir d'assez grands avantages, s'il eût été modifié suivant les circonstances et les maladies. Mais, appliqué à tous les cas, il devait être, et il était souvent nuisible. Les indigestions n'étaient pas rares à Grœfenberg, et elles auraient été plus communes encore, si l'exercice continuel, auquel étaient astreints tous les malades, ne fût venu en aide aux forces digestives. Priessnitz avait établi une règle rigoureuse, sous ce rapport. On se levait matin, pour aller à une demi-lieue de l'établissement, dans la montagne, recevoir une première douche; puis, on revenait déjeuner; les intervalles entre les autres repas de la journée, étaient remplis par de nouvelles promenades, des travaux manuels, quelquefois assez durs, par de nouvelles applications d'eau froide, et, enfin, par une sudation générale, à laquelle étaient astreints tous les malades.

§.

Eau froide à l'Intérieur.

Pour favoriser l'action de la peau, provoquée par les divers procédés de l'application du froid à l'extérieur, et pour combattre les *causes morbifiques*, Priessnitz n'avait qu'un remède interne : l'eau froide ; outre celle qui était ingurgitée au moment des repas, les malades en buvaient de 10 à 40 verres dans les 24 heures, à une température variable entre + 8° et + 12° centigrades. Cet usage, qui a été une des bases du système, était assurément une bonne pratique. Par sa température, l'eau froide calme les douleurs internes, tonifie les organes digestifs, et favorise puissamment les réactions extérieures. Mais ces effets ne pouvaient être obtenus que dans certaines conditions : 1° que la quantité d'eau ingurgitée ne fût pas assez considérable pour que son action débilitante ne vînt pas combattre et annihiler l'action tonique; 2° que l'on sût s'en abstenir, ou tout au moins être extrêmement réservé sur son emploi, dans les maladies où, comme dans la chloro-anémie, toutes les fonctions vitales sont frappées d'atonie. Priessnitz n'a jamais tenu compte de ces indications ; aussi, de nombreux accidents, dûs à l'abus de l'eau froide, ont-ils été notés par M. Schedel, tant à Grœfenberg, que dans d'autres établissements allemands. — Il est assez extraordinaire que les imitateurs du grand empirique, tous médecins, n'aient pas su se mettre en garde contre ces exagérations.

§.

Telles sont les origines de l'*Hydrothérapie*. Malgré ses défauts, ses imperfections; malgré l'opposition systématique dont elle fût l'objet à ses débuts, des guérisons nombreuses et vraiment extraordinaires ne tardèrent pas à établir sa réputation en Allemagne, et dans quelques autres contrées. L'on vît bientôt les plus grands noms de l'aristocratie se presser dans ses nombreux établissements, abandonnant pour eux les plus célèbres stations d'eaux minérales.

Ses succès, toutefois, s'arrêtèrent au seuil de la science. Ses adeptes, qui n'avaient su rien faire, en dehors de leur chef, se montrèrent incapables de soutenir la nouvelle méthode devant les corps savants. Si l'on est tenté avec L. Fleury, de blâmer ceux-ci pour la légèreté avec laquelle ils l'ont jugée, on n'est pas moins étonné de l'outrecuidance avec laquelle les représentants du système de Priessnitz traitent l'école physiologique moderne. Ces messieurs qui, dans le cours d'une pratique de 20 années, n'avaient pas trouvé le temps ni l'occasion de faire une observation complète, avaient bonne grâce, en effet, à déclamer contre le *Positivisme*, l'*observantisme* et le *rationalisme*; il était plus commode, assurément, de s'abandonner à des déclamations vagues, que de se livrer au labeur plus lent, mais plus sûr, de l'observation et de l'analyse.

Ces erreurs des premiers partisans de l'*Hydrothérapie* péseront longtemps sur son avenir. Eux seuls ont créé les difficultés qui lui ont été opposées, d'autant plus que l'on crut y voir, peut-être avec quelque raison, une tendance à l'exploitation et au charlatanisme. Peu s'en est fallu même que, au milieu de ces querelles, dans lesquelles la plus belle part ne lui revenait pas, elle ne succombât définitivement. Il a fallu, pour la relever et assurer son triomphe, que des observateurs désintéressés et consciencieux la prissent à partie, et se chargeassent de l'éclairer du flambeau de l'observation et de l'expérience. C'est ce dont nous devons nous occuper maintenant.

DEUXIÈME PARTIE.

Hydrothérapie Rationnelle.

Ce qui manquait à l'*Hydrothérapie* allemande, pour s'imposer au monde médical, ce n'était certes pas la hardiesse novatrice. Priessnitz, au moins, avait fait preuve d'un génie hors ligne, et, si cet homme remarquable eût reçu, dès sa jeunesse, des leçons sur la science qu'il s'était cru appelé à réformer, nul doute que sa découverte n'eût eu immédiatement la plus puissante influence sur l'avenir de la *Thérapeutique*. Priessnitz prît la théorie qu'il trouva à sa portée, celle du peuple, restant du siècle passé; ignorant l'importance d'observations médicales bien faites, il s'en dispensa. Il avait, d'ailleurs, la foi du novateur, foi qui s'impose et ne se discute pas.

Il n'en eût pas dû être ainsi de ses imitateurs ; médecins initiés à toutes les difficultés de la science de l'homme, ils ne devaient pas ignorer la force démonstrative d'un fait bien observé ; et cependant, que trouvons-nous dans leurs livres ? Rien : des déclamations irritantes, mais absence complète d'observations sérieuses. Parmi toutes celles que j'ai lues dans l'*Instruction sur l'Hydrothérapie* du docteur Baldou, je dois avouer qu'il n'en est pas une digne de ce nom.

Aussi le premier auteur, étranger, qu'on le remarque bien, à la pratique hydrothérapique, qui cherche la vérité sur cette partie de la science, est-il obligé de recueillir lui-même les faits sur lesquels il basera son opinion. Si le travail de M. Scoutetten, publié en 1843, doit être regardé comme une œuvre de haute valeur, c'est par l'analyse des faits, et par l'exactitude des observations.

Ces observations, recueillies dans des établissements et sur des malades traités par des praticiens étrangers, sont une œuvre de patience et d'analyse, qui nous montre ce que peut l'amour de la vérité. M. Scoutetten n'est pas hydropathe, nous l'avons dit, et son travail doit nous inspirer d'autant plus de confiance. Ses recherches le portent à conclure en faveur de l'*Hydrothérapie*, qu'il considère comme *une branche importante de la Thérapeutique.*

Bientôt après M. Scoutetten, un autre observateur s'engagea dans la voie qu'il avait tracée; M. Schedel, qui, depuis, s'est fait remarquer par d'autres travaux estimés, appartenait à cette école physiologique expérimentale, que l'*observantisme* s'efforcera vainement de détruire et que les hydriâtres exagérés ont toujours repoussée, parce que, sans doute, ils la considèrent comme une ennemie mortelle de leur système : le premier, il tenta d'appliquer à l'*Hydrothérapie* les connaissances physiologiques modernes.

De même que M. Scoutetten, M. Schedel n'a jamais fait par lui-même d'*Hydrothérapie*, et c'est dans la pratique des autres qu'il a puisé les éléments de ses convictions. Guidé par les idées de l'école moderne, M. Schedel analyse l'action de l'*Hydrothérapie* et de ses procédés sur nos organes, et tâche d'établir une classification raisonnée des indications qu'elle peut être appelée à remplir. On trouve déjà, dans son œuvre, des bases certaines pour la pratique.

De 1845, époque où se publiait le travail de M. Schedel, jusqu'à 1852, on ne voit paraître que quelques travaux secondaires, sur des points spéciaux de la science. Il semble que les observateurs craignaient de s'engager dans une voie dangereuse. Les praticiens ne s'en montraient pas moins éloignés. C'est à peine si l'on peut constater de timides essais, et encore n'était-ce que dans un but d'hygiène et pour la conservation de la santé. Pourtant nous avons pu, tout récemment, nous assurer que, dès l'année 1842, un éminent médecin, le docteur Brachet (de Lyon), avait administré les bains de chambre froids, dans un but sédatif, chez un jeune homme atteint d'un catarrhe chronique, peut-être même d'une tuberculose débutante.

Devant les corps savants, l'*Hydrothérapie* était plus mal reçue. Dépourvue, ainsi que nous l'avons dit, d'observations exactes et d'expériences directes, appuyée sur une théorie grossière, qu'avait-elle à offrir pour faire oublier son vice originel, aux représentants d'une école qui cherche, avant tout, à s'appuyer sur des observations exactes? Aussi, ne doit-on pas être étonné de la partialité, de l'injustice même des conclusions du docteur Roche, dans son rapport, sur un travail présenté à l'Académie, par MM. Engel et Wertheim : « l'*Hydrothérapie,* disait-il, est une » méthode à la fois dangereuse et impuissante; elle n'a enseigné aucune » vérité nouvelle; elle est en désaccord avec toutes nos connaissances phy- » siologiques et pathologiques. »

Repoussée des Académies, l'*Hydrothérapie* n'avait pas trouvé dans l'Ecole un accueil plus favorable. Dans les leçons des professeurs, comme dans les livres destinés à compléter leur enseignement, le silence le plus complet régnait sur la méthode; fort peu d'entre nous purent en avoir une connaissance sommaire, et seulement par la lecture de quelques articles des journaux scientifiques. Aussi, est-il peu de médecins, encore aujourd'hui, qui soient en état de l'apprécier, et, bien qu'elle soit souvent recommandée par des praticiens haut placés, ce n'est qu'à titre de dernière ressource, et sans que ceux-ci se rendent un compte exact de son action et de ses moyens.

§.

Pour rompre en visière aux mauvaises volontés et aux idées préconçues, il ne fallait rien moins qu'un homme déjà bien connu dans la science par de nombreux travaux, et que ses opinions antérieures, dévouées à l'école moderne, missent au-dessus de tout soupçon de partialité. La tâche, d'ailleurs, n'était pas sans difficultés : il s'agissait de montrer, contrairement aux idées des partisans de l'*Hydrothérapie* que, bien loin d'être, ainsi que l'avait avancé le savant rapporteur de l'Académie, en opposition avec les principes de la physiologie, ses résultats en étaient une haute confirmation et qu'elle ne procédait que de ceux-ci. La confusion venait des premiers fondateurs, auxquels ces principes étaient inconnus.

Il semble que, dans cette circonstance, le docteur L. Fleury ait été un homme providentiel. Ses travaux antérieurs le recommandaient particulièrement à l'école physiologique expérimentale; professeur agrégé de la Faculté de Paris, sa voix ne manquait pas d'importance, et sa participation à la collaboration du *Compendium de Médecine*, l'une des œuvres les plus savantes de notre temps, l'avait forcément conduit à examiner et à discuter toutes les opinions médicales, qui tour-à-tour avaient régné sur la science. Une circonstance personnelle, encore plus que quelques recherches spéciales, fut la cause qui lui fit faire, de l'*Hydrothérapie*, une étude approfondie.

Il souffrait, depuis longtemps, d'un asthme nerveux, l'une des maladies les plus redoutables qui puisse affliger notre pauvre humanité, véritable désespoir des médecins autant que des malades, qui avait résisté, comme toujours, aux traitements les mieux combinés. L'*Hydrothérapie* fut plus puissante que ceux-ci; une guérison complète fut la récompense de ses premiers essais. De ce jour, il se voua à l'étude de cette méthode, et s'engagea à éclaircir, par des expériences directes, les points encore douteux de sa théorie.

L'œuvre entreprise par le docteur Fleury n'était certes pas médiocre; rien n'avait encore été tenté dans cette voie. Aucun des successeurs de Priessnitz n'avait essayé de répondre, par des faits et une exposition rationnelle, aux objections de leurs adversaires. Loin de là, il semblait qu'ils eussent rivalisé d'ardeur pour obscurcir la question. On est frappé d'un profond et cruel étonnement, en voyant encore, en 1842, M. Baldou discuter sur les *forces cachées et abstraites*, les principes maladifs *impondérables*, les *herpès interne, externe, gastrique, cutané*, et, après avoir ainsi mis en lumière son talent d'observation et de discussion, reprocher à l'Ecole *d'enseigner aux jeunes élèves les principes funestes des doctrines anatomiques et de la médecine topographique*. AB UNO DISCE OMNES!

§.

Agents de l'Hydrothérapie rationnelle.

L'application méthodique du froid à l'extérieur et à l'intérieur, constitue la base essentielle de l'*Hydrothérapie* rationnelle, comme de l'*Hydrothérapie* empirique. Dans l'une et dans l'autre, l'eau est l'agent matériel de cette application. Les procédés eux-mêmes varient peu ; la différence réside surtout dans leur appréciation et dans les conditions de leur application. Les données physiologiques, qui ont servi de base à l'*Hydrothérapie* moderne, ont permis de mieux régulariser leur emploi.

Cette préférence donnée à l'eau, sur tout autre agent, s'explique facilement par cette circonstance, que ses propriétés sont à peu près nulles. La seule action qu'elle possède d'être le meilleur et le plus général des dissolvants, n'est jamais d'aucun inconvénient à l'extérieur, et peut être précieux à l'intérieur, contre beaucoup d'états pathologiques. Malheureusement, sa température, quelles que soient les précautions que l'on prenne pour la garantir des influences extérieures, est sujette à varier ; c'est un inconvénient très grave, surtout dans l'été. Aussi, les traitements hydrothérapiques sont-ils souvent plus avantageux dans la saison froide. Beaucoup d'hydropathes ont cherché, d'autre part, à poser des règles fixes, qui permissent d'établir un rapport entre le degré de température et la durée de l'application.

Le moyen le plus certain d'obvier à cet inconvénient est, sans contredit, l'addition d'une certaine proportion de subtances réfrigérantes, parmi lesquelles la glace tient le premier rang. Nous nous sommes bien trouvé de l'emploi d'un mélange que l'on trouve facilement partout : l'eau sédative de Raspail. Pour les applications réfrigérantes locales surtout, cette dernière peut être considérée comme une des meilleures préparations. L'on pourrait encore, dans un pressant besoin, se servir, dans le même but, de l'alcool camphré, du sous acétate de plomb, de l'alun, etc. Ces deux dernières substances possèdent, à défaut du froid, une vertu astringente, dont l'action sur les capillaires, devrait avoir souvent certains avantages.

Dans quelques cas encore, on a substitué et on substitue, à l'eau simple, l'eau de mer et quelques autres eaux plus ou moins minéralisées. Pour se rendre compte des services qu'elles peuvent rendre, il faut se souvenir que, dans le bain froid, l'absorption est nulle et que cette fonction ne se réveille qu'au moment de la réaction. Elles agissent donc beaucoup plus en vertu de leur action astringente ou tonique, que de leurs propriétés thérapeutiques spéciales.

L'usage intérieur de l'eau froide, que Priessnitz avait tant exagéré, a été de beaucoup réduit par l'*Hydrothérapie moderne,* non pas toutefois que, par un retour trop commun dans les affaires humaines, elle néglige ses éminentes qualités sédatives; réformatrice, elle a supprimé les abus, et mieux déterminé les indications qui en réclament l'emploi. Le *régime,* l'*exercice,* sont encore des auxiliaires importants dont elle sait tirer un parti beaucoup plus avantageux que ne le faisait Priessnitz, qui n'avait qu'une seule formule à son service. La *Sudation*, enfin, est restée le plus héroïque moyen que possèdent les hydropathes modernes.

§.

Non seulement les anciens connaissaient les propriétés médicales de l'eau froide ; mais il paraît certain que, dans le principe, elle a dû constituer la seule médication. Hippocrate la recommande contre l'hémorhagie, l'érysipèle, etc., et Celse, contre les plaies récentes. Différents passages de l'Iliade et de l'Odyssée nous montrent que, du temps d'Homère, l'eau froide était d'un usage fréquent dans la médecine externe. Moïse, qui avait puisé, dans le contact des prêtres égyptiens, de profondes connaissances en médecine, insiste beaucoup, dans tous ses règlements, sur l'emploi extérieur de l'eau froide.

Il paraît que les temples dédiés à Esculape, avec leurs bois, leurs sources sacrées, étaient des lieux de pélerinage, où les malades accouraient en foule, à certains jours de l'année, comme, de nos jours encore, nous voyons les pélerins se presser autour de certaines fontaines et à de certains jours, pour y recouvrer la santé. Les pratiques suivies par les prêtres desservants de ces lieux sacrés, avaient des rapports très remarquables avec celles de l'*Hydrothérapie.* Ainsi, selon Pausanias, les malades étaient frictionnés au moyen d'une brosse fort rude, jusqu'à ce que le corps eût acquis un degré de chaleur considérable, ils étaient ensuite plongés dans une cuve d'eau froide. . . . N'est-ce pas là, au procédé près, la sudation de Priessnitz ?

A Rome, quelques faits semblent se rattacher à l'*Hydrothérapie.* D'après Suétone, l'empereur Auguste, atteint d'une affection du foie, qui avait résisté à tous les moyens usités, ne dut le rétablissement de sa santé qu'à des applications générales d'eau froide et à l'usage des boissons froides. Horace a rappelé cette guérison dans plusieurs de ses odes ; c'est elle, sans doute, qui fut l'origine de la création de ces innombrables bains publics, dont tous les successeurs d'Auguste se plurent à décorer les principales villes de leur empire.

Si nous voulions ici faire de l'érudition, nous aurions une belle page à écrire sur les diverses vicissitudes qu'a subies l'eau froide, à travers les siècles qui suivirent la chute du colosse romain. Il serait curieux de montrer comment l'usage des bains, aboli par les barbares, se releva peu à peu à l'époque de la Renaissance, de faire voir comment l'eau froide, remise en honneur, d'abord par quelques empiriques, puis par les chirurgiens, finit enfin, ainsi que nous l'avons vu précédemment, par être l'objet des études sérieuses des médecins du XVIIIe siècle. Cette entreprise nous entraînerait trop loin. Il nous suffit que l'on sache bien que l'emploi de l'eau froide, dans le traitement des maladies, n'est pas nouveau; on ne saurait donc, encore une fois, s'expliquer les répugnances qui ont accueilli la découverte de Priessnitz, et qui, à l'heure où nous écrivons, ne sont pas encore effacées.

§.

Action Physiologique de l'Eau froide.

Pour faire sortir l'*Hydrothérapie* de l'ornière où ses premiers fondateurs semblaient prendre à tâche de la maintenir, il fallait avant tout bien connaître l'action, sur l'homme en santé, des agents qu'elle emploie. Comme nous l'avons vu, les successeurs de Priessnitz s'étaient bien gardés d'entreprendre une telle tâche. M. Schedel, tout en donnant à son travail une direction physiologique, n'avait pas cherché à vérifier les faits par l'expérience directe. Quelques expérimentateurs, Bégin, dès 1819, le docteur

Herpin, le docteur Poiscuille, le professeur Magendie, avaient cherché, par des expériences directes, à éclairer la question, les uns en étudiant l'action du froid sur la vitalité du système cutané, d'autres sur la circulation du sang à l'intérieur des capillaires, ceux-ci sur la résistance vitale à la même action; mais, outre que la plupart de ces expériences avaient pour sujets des animaux d'une organisation plus ou moins éloignée de celle de l'homme, elles étaient loin de lever tous les doutes.

C'est alors que parurent les travaux de M. L. Fleury. Peu satisfait, ainsi qu'il le dit lui-même, de ce qui avait été entrepris avant lui, ne voulant admettre que des résultats certains, incontestables, c'est lui-même qu'il prit pour sujet de ses observations et de ses recherches. Il institua dans ce but, de nombreuses expériences, les répéta, les varia de différentes manières, et arriva enfin à réunir un ensemble de faits suffisant pour établir, sur des bases solides, le traitement rationnel des maladies par l'eau froide.

De ses nombreux et longs travaux, cet auteur à déduit les considérations suivantes :

1° Une immersion partielle, suffisamment prolongée (une demi-heure) dans de l'eau modérément froide, peut abaisser la température de la partie immergée, de la main, par exemple, de 19° et même de 23°, de telle façon qu'il n'existe plus entre la température de la partie vivante et celle du milieu réfrigérant, qu'une différence de 1° 5 au profit de la première.

2° Cet énorme abaissement de la température partielle n'exerce aucune influence appréciable sur la température générale du corps, prise sous la langue.

3° Une immersion ou une douche générales, suffisamment prolongées (25' à 1 heure) dans de l'eau modérément froide (+ 14° à + 10°), peuvent abaisser la température animale de 4 degrés. Ce résultat est accompagné d'une sensation si pénible pour le sujet, qu'il n'a pas été possible de pousser plus loin l'expérience.

4° L'abaissement de la température générale est accompagnée d'une diminution dans la fréquence du pouls (6 à 9 pulsations par minute), sans modification appréciable de la respiration.

5° Pendant les quelques moments qui suivent l'immersion générale, la température du corps, quelle que soit celle de l'air ambiant, baisse encore de quelques dixièmes de degré (4 à 8 dixièmes), et ce nouvel abaissement est également accompagné d'une nouvelle diminution dans la fréquence du pouls (1 à 2 pulsations).

6° Lorsque la température animale a été préalablement élevée de 2 à 4 degrés par le séjour dans l'étuve sèche, les applications extérieures d'eau froide, sous forme de douche ou d'immersion, ramèneront d'abord rapidement la température et le pouls à leurs chiffres primitifs, et produiront ensuite des effets analogues à ceux que nous venons d'indiquer.

7° Ces phénomènes sont suivis d'un mouvement vital, d'une *réaction* qui ramène, plus ou moins rapidement, la température et le pouls à leurs chiffres primitifs et physiologiques.

8° Toutes choses égales d'ailleurs, la *réaction* est d'autant plus prompte et plus énergique, que l'atmosphère est plus chaude, que le sujet se livre à un exercice musculaire plus violent, et que l'on a frappé les tissus avec plus de force. Une douche est suivie d'une réaction plus prompte qu'une immersion.

9° Toutes choses égales d'ailleurs, la réaction est plus prompte après une application relativement courte avec de l'eau plus froide, qu'après une application relativement longue avec de l'eau moins froide.

10° La puissance de réaction varie d'individu à individu, suivant un grand nombre de circonstances physiologiques et pathologiques, qui se rattachent généralement à l'état de la circulation et de l'innervation générales.

§.

De l'Eau comme Agent Sédatif.

Ces faits sont le résumé d'expériences extrêmement nombreuses et variées, chacun d'eux a été constaté au moyen des méthodes scientifiques les plus rigoureuses, et nous pouvons ajouter que, sur un grand nombre de points, notre observation s'est trouvée d'accord avec celle de l'auteur. Quant à ceux qu'il ne nous a pas été donné de soumettre à une expérimentation nouvelle, l'exactitude avec laquelle procède M. L. Fleury, est une garantie absolue de certitude. Par ses expériences, ce savant a établi la véritable base sur laquelle doit reposer l'avenir de l'*Hydrothérapie*, et l'on peut dire qu'il a fait plus, à lui seul, et en quelques années, que tous les successeurs de Priessnitz réunis, pendant une période de plus de vingt années.

La première conséquence des phénomènes observés, est la vertu sédative très puissante des applications extérieures de l'eau froide. Cette vertu était déjà connue par la pratique des hydropathes ; les expériences de M. L. Fleury, et celles des médecins physiologistes, nous ont donné, sur ce point des renseignements nouveaux : ainsi, nous savons que, du moment où l'action sédative est obtenue, elle ne s'arrête pas, et persiste encore quelque temps après la cessation des applications froides. La connaissance de ce phénomène, et de quelques autres non moins importants, a permis de poser des règles fixes, en vue du but à atteindre, et d'établir les conditions de *durée*, de *température*, de *forme, etc., etc.*, qui en sont la condition essentielle.

Pour obtenir un effet sédatif des applications froides, il faut que la température de l'eau ne soit pas très basse et qu'elles soient continuées aussi longtemps que des phénomènes de réaction tendent à se produire. En général, il est utile de débuter par une température relativement élevée, et d'arriver par degrés seulement à celle que l'on a en vue d'atteindre. Comme des accidents de congélation se sont quelquefois produits, la surveillance devra être d'autant plus grande que l'eau sera plus froide.

La *forme* de l'application doit surtout attirer l'attention du médecin. Il est évident que les *douches,* ou tout autre procédé ayant pour résultat de percuter vivement la peau, devra provoquer, dans la partie soumise à l'expérience, des tentatives de réaction contraires à l'effet sédatif que l'on a en vue. Il faut donc, dans ce cas, recourir aux procédés qui ne donnent lieu à aucune excitation des organes.

Il nous a été donné d'observer un fait qui vient à l'appui de cette régle. Mme L..., était atteinte d'une douleur rhumatismale de l'articulation tibio-tarsième droite. Un médecin homéopathe recommanda des douches froides, qui furent réitérées pendant plusieurs jours, nonobstant les phénomènes de réaction qui succédaient à chaque application. Cette mauvaise direction d'une médication puissante eut le résultat que l'on devait en attendre : l'aggravation de la maladie et son extension dans toute l'étendue du membre. L'aversion que Mme L... a conçue, par suite de ce fâcheux essai, contre l'eau froide, est telle que le seul souvenir semble, encore aujourd'hui, renouveler toutes ses douleurs.

Nous n'avons pas la prétention d'exposer ici les règles complètes d'un traitement hydrothérapique, mais seulement d'en donner une indication sommaire. Nous passerons donc de suite au deuxième mode d'application externe de l'eau froide.

§.

De l'Eau comme Agent excitant.

Nous avons vu, par les expériences rappelées au paragraphe précédent, que, dans toute application extérieure de l'eau froide, après un temps dont la durée varie suivant certaines conditions inhérentes au sujet de l'expérience, à la température de l'eau, à la forme de l'application, etc., la peau, qui s'était décolorée, reprend sa couleur normale; le sang, qui avait été coagulé, chassé des capillaires, y revient; la température, subitement abaissée, se relève, en un mot que les phénomènes chimico-physiologiques qui entretiennent la vie, succèdent à ce premier état; c'est à ce phénomène secondaire que l'on a donné le nom de *réaction*. La réaction est donc l'effort que fait la nature pour repousser un ennemi qui tend à détruire la régularité d'une fonction physiologique, ou l'harmonie générale des fonctions vitales.

Dans l'opération précédente, le but de l'expérimentateur était d'abaisser la température d'une partie du corps ou du corps entier; dans celle-ci, le but change; il s'agit, non pas seulement d'abaisser la température, de déplacer la masse du sang, etc., mais de profiter, dans un but thérapeutique, ou physiologique, du surcroit d'activité des fonctions vitales, qui doit se produire secondairement, dans la partie soumise au froid.

Pour arriver à ce résultat, les procédés que l'on devra mettre en usage seront tout différents. L'application du froid ne sera pas lente et graduée, mais brusque et rapide, comme la réaction à obtenir; la température de l'eau devra être généralement très basse au début, et la durée de son application d'autant plus courte; parmi les procédés, l'on devra donner la préférence à ceux qui joignent à l'action du froid celle d'une percussion mécanique.

Au commencement de toute médication hydrothérapique, lorsque les malades sont affaiblis par de longues souffrances, ou sont d'une organisation très impressionnable, il est nécessaire de débuter par des applications médiocrement froides, qui seront faites avec la plus grande délicatesse. S'il s'agit d'applications sédatives, le médecin usera de simples lotions, avec une éponge; s'il veut arriver à provoquer la réaction, il emploiera des frictions excitantes, faites au moyen d'un linge plus ou moins rude, imbibé d'eau très froide, et n'arrivera que progressivement à des procédés plus vigoureux.

Ainsi du reste : aux bains simples, locaux ou généraux, longtemps prolongés, nous substituerons les douches en colonne, en nappe, en flot, les affusions, etc., etc.; aux douches simples, les douches en pluie, en poussiere, dans lesquelles l'eau divisée en nombreuses petites gouttelettes, excite vivement la peau; aux douches de faible projection, celles qui sont animées d'une grande force de propulsion.

La *température* de l'eau et la *durée* de l'application sont deux points de la plus haute importance à considérer ici. + Pour la température, on peut établir qu'au dessus de + 14° la réaction est difficile à obtenir et qu'une température constante de + 6° à + 8° serait la plus favorable des conditions. Ce n'est pas qu'au dessous de ce point, le succès fût moins assuré; loin de là, il serait même souvent utile d'opérer avec de l'eau plus froide, même à 0°; la réaction n'en serait que plus forte et plus rapide; mais son emploi demanderait alors certaines précautions et une surveillance plus attentive de la part du médecin.

M. L. Fleury, après avoir fait remarquer que, dans les grands établissements *hydrothérapiques*, la température de l'eau, accumulée dans de vastes réservoirs, est plus ou moins modifiée par l'atmosphère, avance que *cette circonstance n'a que peu d'influence sur l'efficacité du traitement :* « Elle oblige seulement le médecin, ajoute-t-il, à tenir un compte exact de » la température du liquide et à mettre en rapport avec elle la nature et » la durée des applications hydriatriques. » Nous ne saurions partager une opinion ainsi exprimée; nous pouvons affirmer, pour l'avoir plus d'une fois constaté sur nous-même, que rien ne saurait ici remplacer la basse température de l'eau, pas même l'action mécanique. L'échauffement préalable du corps serait, sans aucun doute, le meilleur moyen à mettre en usage pour obvier à l'inconvenient d'une température trop élevée du liquide; mais nous préférerions à ce procédé, celui qui consisterait à introduire quelques morceaux de glace dans le réservoir.

Il est encore plus difficile de poser des règles fixes pour déterminer à l'avance la *durée* des applications. Celle-ci variera nécessairement suivant des circonstances dépendant à la fois de la susceptibilité du sujet et des conditions extérieures. Tel individu, en apparence, fort et robuste, réagira difficilement ; tel autre, d'une constitution frêle et délicate, possède une puissance de réaction considérable. Rien donc ne peut servir à guider le médecin dans cette circonstance, et ce n'est que par une surveillance assidue et de tous les instants qu'il parviendra à obtenir, de ses applications, le résultat qu'il attend. L'on comprendra mieux la nécessité de cette surveillance, quand on saura qu'une *différence de quelques secondes*, en plus ou en moins, suffit à modifier les résultats, à ce point, qu'au lieu d'une réaction curative, on pourrait obtenir une sédation des plus nuisibles au malade, *et vice versâ*.

Quoiqu'il en soit des difficultés d'application, voici les phénomènes qui se produisent sous l'influence d'une douche générale, administrée dans les conditions les plus favorables :

Une sensation très vive de froid se fait sentir, et la température du corps s'abaisse de 1° à 2°; ces phénomènes s'accompagnent d'horripilations, chair de poule, pâleur et même suffocation. Au bout d'un temps qui peut varier, suivant les conditions dans lesquelles se trouve le sujet, de 50 à 60 secondes, une sensation de chaleur se fait sentir, la peau rougit, la respiration devient large et facile, et, si alors on arrête la douche, ce mouvement de réaction se continue, la température s'élève au-dessus de son chiffre primitif, la circulation cutanée devient très active, toutes les fonctions s'accomplissent avec facilité, et l'on ressent un bien-être, une agilité, une souplesse extrêmement remarquables. (1)

En même temps, la température du corps reprend son chiffre normal, et même bientôt le dépasse de quelques dixièmes de degré à un degré ; le pouls s'accélère de 2 ou 3 pulsations. La peau se colore et devient le siège d'une sensation de chaleur très prononcée, qui lui procure une grande force de résistance au froid extérieur, la respiration devient large et facile, les membres souples, et le besoin de prendre des aliments ne tarde pas à se montrer.

Moyens auxiliaires : Régime, Exercice, etc.

Nous n'aurons que peu de mots à dire, sur les moyens qu'emploie l'*Hydrothérapie*, pour venir en aide à l'action extérieure de l'eau froide.

Les auteurs qui ont écrit sous l'influence de Priessnitz, ont beaucoup vanté les frictions au drap mouillé, ainsi que les les frictions combinées avec l'enveloppement. Ces deux procédés, qui nous semblent avoir été mis en oubli de nos jours, nous paraissent mériter une attention marquée Lorsqu'en effet, on est appelé à donner des soins à un malade déjà profondément débilité et impressionable, la méthode des frictions humides est la seule à laquelle il semble permis de recourir; ce sera aussi celle par laquelle on devra débuter toutes les fois que l'on aura à donner des soins à des personnes qui éprouvent quelque répugnance contre l'*Hydrothérapie*. Il nous est arrivé fréquenment de combiner la friction à la brosse avec la douche simple ou en pluie, dans le but de favoriser la réaction ; nous pouvons affirmer que cette méthode est très avantageuse. Par elle, on peut obvier à quelques-uns des inconvénients signalés plus haut, à l'insuffisance de température de l'eau, par exemple, et de plus, cette friction, bien opérée, agissant sur les masses musculaires même profondes, y détermine un surcroît de vitalité, qui ne peut que venir en aide à la réaction cutanée.

Exercice.

C'est à ce dernier point de vue qu'il faut considérer l'exercice, si l'on veut se rendre physiologiquement compte de ses bons effets.

(1) L. Fleury. Loc cit. pag. 172.

L'exercice active la circulation capillaire, et, par suite, la nutrition, tant dans la peau que dans les masses musculaires. Aussi fut-il considéré de tout temps comme un auxiliaire des plus puissants dans le traitement des maladies chroniques. Dans l'*Hydrothérapie*, l'exercice est un complément à peu près indispensable du traitement, soit pour préparer le corps à l'action de l'eau froide, soit pour exciter la réaction, soit encore pour favoriser l'absorption de l'eau froide ingérée à l'intérieur. Certaines maladies, qui contre indiquent la station debout ou assise, s'opposent seules à l'emploi de l'exercice. Alors on doit s'efforcer de substituer à l'exercice actif le mouvement communiqué. Peut-être aussi pourrait-on trouver certains mouvements que pourrait faire le malade sans quiter la station horizontale ; c'est à l'intelligence des médecins qu'il appartient de rechercher les moyens de combiner à la fois les diverses indications.

Régime.

Que dire du Régime ? A en croire Priessnitz et son école, le Régime devrait être fortifiant et abondant. Il est incontestable, et c'est là un des grands avantages de la méthode hydrothérapique, que l'empioi de cette méthode, donnant lieu à un surcroît d'activité vitale, à des pertes abondantes, permet, exige même une nourriture plus substantielle, plus abondante que toute autre. Mais, tout en tenant compte de ces conditions spéciales, on ne devra jamais oublier les règles générales de diététique qui doivent guider le médecin dans le traitement de chaque maladie.

Nous devons ajouter, avant de quitter ce sujet, que, dans les maladies des organes digestifs, le régime froid doit être le plus souvent préféré au régime chaud. Priessnitz l'avait d'abord érigé en principe, plus tard, sans que rien ait pu expliquer sa conduite, il paraît avoir abandonné cette méthode. Les expériences de Nick ont montré, du reste, qu'après un repas froid l'accélération du pouls est beaucoup moindre et d'une durée plus courte, qu'après un repas chaud. Notre pratique personnelle confirme pleinement cette donnée. Longtemps avant de nous occuper d'*Hydrothérapie*, nous avions reconnu que, dans les gastrites et dans les gastralgies, les aliments froids sont souvent les seuls que peuvent supporter les malades.

Eau froide à l'Intérieur.

L'usage de l'eau froide à l'intérieur a été fort exagéré par les premiers hydriâtres. Dans les maladies aiguës, ou seulement chroniques avec un état fébrile prononcé, elle rendra certainement des services sérieux, à condition toutefois qu'elle ne sera pas prise à dose immodérée, auquel cas elle pourrait entraîner des accidents. M. Schedel a vu, en effet, à Græfenberg, de véritables indigestions d'eau froide.

Dans les maladies qui reconnaissent pour cause un affaiblissement général ou local, on devra se montrer fort réservé dans son emploi. Telle n'était pas la pratique de Priessnitz, qui la recommandait toujours et partout, même chez les chlorotiques et les anémiques. Ici encore, le médecin devra prendre pour guides les règles générales de la diététique, en tenant compte à la fois, et de l'action locale de l'eau froide, qui est tonifiante, et de ses propriétés générales, délayantes et débilitantes.

Quant à la température à laquelle l'eau doit être administrée, M. Baldou est d'avis que le degré le plus convenable est entre + 6° et + 10°. Le même auteur ne pense pas pouvoir établir de règles précises relativement à la quantité à ingérer. L'expérience et l'observation journalières devront seules guider le médecin dans cette administration.

§.

Sudation.

La Sudation, qui dans l'*Hydrothérapie* empirique, était une des bases fondamentales du traitement, n'est plus, dans l'*Hydrothérapie* rationnelle, qu'un moyen auxiliaire, en ce sens que, trop puissante, trop spoliatrice, pour être toujours innocente, elle doit être réservée pour les cas extrêmes, et être employée avec modération. Ainsi, tandis que Priessnitz faisait suer indifféremment tous ses malades, et tous les jours, et aussi abondamment que possible, nous n'userons du même procédé que dans des circonstances bien déterminées, et en laissant, entre chaque sudation, un intervalle suffisant pour la réparation des forces.

Ce progrès, introduit dans l'application du calorique par la nouvelle École, est loin d'être le seul que l'*Hydrothérapie* lui doive. Une heureuse modification dans le procédé, a permis de distinguer les sudations en *spoliatives*, *antiphlogistiques*, et en *excitantes*, *révulsives*. — Cette modification consiste en ce que le calorique est appliqué directement à la surface du corps, la tête étant hors de l'étuve : on comprend, dès-lors, que le calorique, dans la méthode actuelle, est devenu un agent dont la puissance peut être augmentée ou diminuée selon la volonté du médecin. Il n'en était pas ainsi dans le procédé de Priessnitz, et des expériences intéressantes, faites par le Dr Fleury, ont démontré que ce dernier avait d'autres inconvénients extrêmement graves.

La sudation répond à des indications extrêmement importantes. Elle est utile dans les maladies rebelles des voies digestives, du foie, de la rate, dans les scrofules, la syphilis constitutionnelle, les cachexies paludéennes, la plupart des névroses (chorée, hystérie, épilepsie,) les névralgies, la goutte et les rhumatismes musculaires chroniques; mais, en raison même de la grande énergie de cet agent, il ne faut pas oublier que son abus peut entraîner les accidents les plus graves. C'est pour n'avoir pas tenu compte de cette règle que l'on a pu voir, si souvent, dans la pratique des anciens hydriâtres, la peau se couvrir d'éruptions cutanées qui, loin d'être une *crise*, comme le veulent encore quelques partisans aveugles de Priessnitz, devaient être regardées comme de fâcheuses complications; ou bien, la peau perdre son ressort, sa vitalité, devenir pâle et molle; ou même encore se développer une veritable cachexie générale, qui, négligée, eût pu entraîner la perte des malades.

Ce n'est donc, dit M. L. Fleury, que pour répondre à des indications très précises qu'il faut avoir recours à la sudation. Mais, dans certaines limites, elle constitue un modificateur très énergique et extrêmement précieux, modificateur que les médecins négligent beaucoup trop, probablement parce qu'ils n'ont pas suffisamment étudié les divers moyens à l'aide desquels on peut le mettre en action.

2.

Médications diverses.

Priessnitz, comme nous l'avons vu, repoussait toute médication interne. On s'explique aisément cette répugnance, de la part d'un homme qui n'avait aucune connaissance de la science de l'homme et de ses rapports avec les autres corps de la nature. Ses successeurs, pâles copistes du maître, ne s'écartent pas de ce principe. M. Baldou, dans son *Instruction sur l'Hydrothérapie*, établit le même précepte. Nous en sommes encore à nous demander, pour notre part, par quelle aberration d'esprit des hommes réellement distingués, ont pu arriver à renier l'expérience de tant de siècles, et se priver, de gaieté de cœur, des secours thérapeutiques que nous offre la nature. Ce sera, certes, un des beaux titres de M. L. Fleury à la reconnaissance des siècles, d'avoir ramené l'*Hdrothérapie* dans de meilleures voies. Ce n'est pas sans un profond étonnement que nous lisions dernièrement, dans le prospectus d'un établissement hydrothérapique, cette assertion quelque peu hasardée « Que, par l'*Hydrothérapie*, le malade » est à l'abri des inconvénients attachés à l'introduction, dans l'économie, » de médicaments susceptibles de nuire aux organes. » Loin de partager cette opinion qui nous semble empreinte de charlatanisme, et n'être autre chose qu'une réclame, nous pensons que l'union de la méthode hydrothérapique avec d'autres médications, devra favoriser considérablement la guérison des maladies rebelles. Il devra même se présenter des cas, fort nombreux peut-être, dans lesquels cette guérison ne pourra être obtenue qu'au moyen d'une savante et habile combinaison des diverses méthodes entre-elles.

TROISIÈME PARTIE.

Applications et Avenir.

Après avoir exposé succintement l'historique de l'*Hydrothérapie* et les moyens dont elle dispose, il est bon de faire un temps d'arrêt et de se demander si ses vertus n'ont pas été exagérées par ses partisans?

Il faut reconnaître, en effet, que chacun des phénomènes hydrothérapiques ne possède en lui-même qu'une action extrêmement faible, mais, si l'on considère que cette action se répète journellement, et plusieurs fois chaque jour, que, dans les cas graves, le médecin peut appeler à son aide la sudation, ce procédé si puissant que la thérapeutique ordinaire ne peut nous en offrir l'équivalent, on comprendra que cette répétition devra amener, dans un temps relativement fort court, le rétablissement harmonique des fonctions cutanées, et, par suite, celui des organes malades. Ce fait est surabondamment démontré, ce nous semble, par les détails dans lesquels nous sommes entré. L'expérience de l'*Hydrothérapie* empirique et surtout celle de l'*Hydrothérapie* rationnelle, ont confirmé pleinement ces déductions théoriques.

La considération du mode d'action de la médication hydrothérapique nous conduit à penser qu'il est peu de maladies, au moins parmi celles qui ne provoquent que peu ou point de réaction fébrile, dans lesquelles elle ne soit applicable. Déjà, M. Schedel avait cherché à établir rationnellement les diverses indications qu'elle peut être appelée à remplir. M. L. Fleury a tenté, à son tour, de l'étudier au point de vue de ses divers modes d'action. D'après cet auteur, ces modalités correspondent, suivant les maladies auxquelles l'*Hydrothérapie* est appliquée, et les procédés mis en usage, aux médications *antiphlogistique*, *hémostatique*, *sédative*, *excitative*, *révulsive*, *résolutive*, *sudorifique* ou *dépurative*, *anti périodique*, et enfin, *hygiénique*.

Un agent thérapeutique qui répond à tant et à de si variées indications, doit être appelé à rendre de nombreux services, dans les maladies les plus diverses. Une exception doit être faite, toutefois, relativement aux maladies inflammatoires aiguës, dans lesquelles, malgré les efforts des hydropathes allemands, aucun fait ne prouve, jusqu'à ce jour, que l'*Hydrothérapie* puisse être employée avec quelque succès et même avec sécurité. Le froid peut être employé dans les maladies aiguës *simples*, *externes*, *superficielles*, dans lesquelles *l'action du corps réfrigérant*, *s'exerce directement*, *immédiatement*, *sur les parties enflammées*, telles que l'*érysipèle*, la *brûlure*, l'*arthrite traumatique*, les *contusions*, *blessures*, etc. (1). Mais, dans les inflammations des viscères, des organes internes, jusqu'à ce que de nouvelles études aient montré aux praticiens la marche à suivre, il sera prudent de s'abstenir. Nous sommes convaincu, du reste, qu'il y beaucoup à faire, à cet égard, et que l'*Hydrothérapie* est loin d'avoir, sur ce point, dit son dernier mot.

C'est donc contre les maladies *chroniques* surtout que cette méthode est employée avec succès. Son mode d'action, il faut le reconnaître, est ici en harmonie parfaite avec la nature du mal. Contrairement à ce qui s'observe dans toute autre médication, l'*Hydrothérapie*, faible au début, devient de plus en plus puissante à mesure que l'on avance dans le traitement et que l'on s'éloigne du point de départ. L'organisme s'y habitue, à la vérité; mais cette habitude, loin de diminuer l'énergie du modificateur employé, est un avantage réel; les réactions sont plus fortes, plus puissantes; le fonctionnement du système cutané se régularise de plus en plus, sa vitalité s'accroît, en sorte que tel qui, au début, n'obtenait que très difficilement des réactions imparfaites, réagit, plus tard, avec une grande vigueur, sous l'influence des procédés les plus faibles.

Il n'est peut-être aucune maladie chronique dans le traitement de laquelle l'*Hydrothérapie* ne puisse être utile. Dans certaines maladies, même, qui sont par leur nature au-dessus de nos moyens curatifs, comme le *cancer*, la *tuberculose* au 3e degré etc., elle peut être encore utile, en rétablissant l'harmonie fonctionnelle des grands systèmes, adoucissant ainsi le sort des malades et retardant plus ou moins le terme fatal. On a vu même des *phthisies pulmonaires* au 2e degré, être guéries par une habile combinaison d'un traitement hydrothérapique avec une médication appro-

(1) L. Fleury. *Hydrothérapie rationnelle.*

priée. M. L. Fleury a rapporté, dans son excellent livre et avec tous les détails qu'ils comportaient, l'histoire fort intéressante de deux cas de ce genre.

En dehors de ces maladies réellement incurables, il n'est peut-être aucune affection chronique qui ne puisse être profondément modifiée par un traitement hydrothérapique sagement combiné. Les inflammations des organes digestifs et de leurs dépendances, les diverses névroses, les névralgies, les hémorrhagies, etc., après avoir résisté à tout autre traitement, cèdent presque toujours aux applications extérieures du froid. L'anémie même et la chloro-anémie ne sauraient trouver un modificateur plus puissant. Mais, s'il est une classe de maladies, dans lesquelles l'*Hydrothérapie* semble exercer une action spécifique, c'est dans les *engorgements* et les *déplacements* de la matrice, maladies si fréquentes de nos jours, qui résistent si souvent à tous les moyens médicaux et chirurgicaux, et qui sont le juste effroi des mères de famille. Nous avons eu déjà, plus d'une fois, l'occasion de constater, dans notre pratique, la supériorité de ce mode de traitement, presque toujours suivi de succès.

En présence des faits exposés dans ce travail, n'a-t-on pas lieu d'être surpris de l'indifférence que montrent la plupart des médecins à l'endroit de l'*Hydrothérapie*? Les causes de cette indifférence sont complexes; elle doit être attribuée, et à l'origine extrà scientifique de cette méthode, et à son exploitation par des hommes qui en ont fait, pendant trop longtemps, une affaire d'argent, et aux exagérations des hydriâtres allemands, à leurs théories surannées, enfin et surtout, à la connaissance imparfaite de ses procédés, et aux difficultés que présente leur application dans la pratique. N'étant pas enseignée dans les écoles, comment, au reste, se vulgariserait-elle, au même titre que les autres méthodes thérapeutiques? Ce n'est qu'après avoir quitté les bancs, que le praticien peut être amené à en faire l'objet d'une étude spéciale, et combien d'entre nous n'en auront jamais ni le temps, ni l'occasion! Comment, d'ailleurs, changer en un jour ses habitudes, sa méthode, sa manière de traiter? Pour quelle raison quitter un système de médication familier et bien connu, pour un autre qu'il faudra d'abord expérimenter et étudier?

Malgré toutes ces difficultés et ces répugnances, l'*Hydrothérapie* arrivera à en triompher. Elle a fait aujourd'hui, en France, d'immenses progrès; de nombreux établissements se sont créés, et les praticiens les plus renommés, à regret peut-être, y envoient leurs malades. Il est des cas, nombreux malheureusement, qui ne peuvent être soulagés que par cette méthode ; ce n'est, sans doute, qu'après avoir épuisé toutes les ressources de la thérapeutique, que les *princes de la science* ont recours à ses procédés; mais cette répugnance même assure sa supériorité et démontre sa véritable valeur, puisque les malades qui lui sont confiés, et qu'elle parvient à guérir, sont toujours des cas désespérés et abandonnés.

Ici se révèle un grand inconvénient : quels que soient le nombre et l'importance des maisons fondées en vue de l'*Hydrothérapie*, celles-ci ne seront jamais accessibles qu'à un petit nombre d'hommes privilégiés, aux plus favorisés parmi ceux qui jouissent des faveurs de la fortune. Il n'est pas toujours possible, même à ceux qui sont relativement riches, de quitter, pendant plusieurs mois, leurs maisons, leur commerce, leurs affaires; que sera-ce donc pour ceux qui sont, je ne dis pas pauvres, mais seulement dans un état de médiocrité relative?

Aussi longtemps donc, que la pratique de l'*Hydrothérapie* sera confinée dans des établissements spéciaux, qu'elle ne pourra pas être administrée journellement au lit des malades, son rôle sera nécessairement restreint, et beaucoup de praticiens lui resteront étrangers. Pour que son emploi devienne d'un usage véritablement vulgaire, il faudrait que chaque localité un peu importante fût pourvue d'un établissement libre, public, où chaque médecin pût facilement diriger et surveiller les malades qu'il croirait devoir soumettre à l'emploi de la méthode. Ceux qui, n'ayant pas encore acquis les connaissances pratiques nécessaires, éprouveraient le besoin d'éclaircir d'abord quelques doutes, pourraient s'y livrer à des expériences, d'où jailliraient incontestablement de nouvelles lumières, de nouveaux faits physiologiques ou pathologiques. La discussion, enfin, pourrait s'établir d'une façon fructueuse, n'étant plus basée que sur des faits généralement admis et reconnus.

Il s'écoulera, nous le craignons fort, de longues années encore, avant que ce progrès se soit réalisé. C'est à ceux qui, comme nous, ont eu l'occasion d'éprouver les heureux avantages de la méthode, de le préparer. Si, parmi les maladies qui réclament le concours de l'*Hydrothérapie*, il en est un certain nombre contre lesquelles il faudra faire intervenir des appareils d'une grande énergie, tels qu'on ne puisse les trouver que dans de grands établissements, il est vrai de dire qu'il suffit, le plus souvent, d'appareils faciles à se procurer et à installer; souvent même d'appareils pouvant se transporter aisément, et ne nécessitant ni de vastes emplacements, ni de grands frais d'établissement. C'est ainsi, qu'après avoir constaté les propriétés des procédés les plus élémentaires (lotions, affusions, frictions, compresses *loco dolenti*), nous eûmes recours pour nous-même aux douches en pluie, administrées au moyen d'un appareil mobile, susceptible de recevoir toutes les modifications désirables, en sorte qu'il pourrait à la fois servir à administrer les douches en colonne, en pluie, en poussière, ascendantes, etc. L'étuve sèche de M. Fleury est, par elle-même, d'une grande simplicité, et ne nécessite qu'un petit nombre de dispositions préparatoires. Il résulte de ceci que nous avons pu facilement répéter les expériences de l'auteur de l'*Hydrothérapie* rationnelle, et en appliquer les principes à la plupart des maladies chroniques.

Il nous reste, en terminant, à exprimer un vœu : Que ceux de nos confrères qui conservent des doutes à l'endroit de l'*Hydrothérapie*, et le nombre en est grand, même parmi ceux qui lui ont adressé des malades, imitent notre exemple, qu'ils se livrent à l'étude de ces phénomènes si curieux, produits sur le corps humain par l'action du froid; que, s'affranchissant de vieux préjugés, bons tout au plus pour le vulgaire, et que l'homme éclairé ne doit admettre qu'après un examen approfondi, ils ne tiennent compte désormais que des faits acquis par l'expérience, et bientôt, la méthode réinventée par Priessnitz, dépouillée du faux éclat dont l'avait entourée un charlatanisme empirique, ramenée dans la voie où l'avaient placée les médecins du XVIIIe siècle, prendra rang, pour le bien de l'humanité, parmi tant d'autres méthodes thérapeutiques *(contro-stimulante, substitutive, altérante)*, qui ne furent pas mieux accueillies, à leur apparition, par les adeptes de l'école régnante.

DÉROME, Dr-Médecin de la Faculté de Paris.

Havre. — Imprimerie Roquencourt, Grand'Rue, 10.

www.ingramcontent.com/pod-product-compliance
Ingram Content Group UK Ltd.
Pitfield, Milton Keynes, MK11 3LW, UK
UKHW022145260726
13993UKWH00005B/2176